Mary Elisa Kinlund

Tips och råd

i mötet med personer med

Autismspektrumtillstånd(AST)
och-eller
Intellektuell funktionsnedsättning

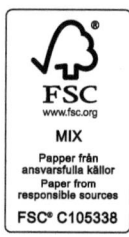

© 2022 Kinlund, Mary Elisa
Förlag: BoD – Books on Demand, Stockholm,
Sverige
Tryck: BoD – Books on Demand, Norderstedt,
Tyskland
ISBN: 978-91-8027-071-7

Gör det inte svårare än det är.. krångla inte till det.. ta det lite lätt med lite humor, ett leende eller skratt i mötet med den enskilde, det kan underlätta. Vi människor fungerar så lika på många sätt, men samtidigt så olika. Det är det som kan göra det enkla så svårt ibland.

Introduktion och syfte med boken

Jag har för några år sedan gett förslag till utförare att man Inom Hemtjänst, personlig assistans och andra insatsuppdrag inom LSS och SoL, skulle anställa personal som har intresse att arbeta med personer som har en funktionsnedsättning. Att utförare satsar på att "skapa personalgrupper" som i första hand arbetar med personer som har neuropsykiatrisk funktionsnedsättning(NPF), där bland annat Autismspektrumtillstånd, (AST) ingår. Att de som gärna vill arbeta med målgruppen, får göra det och då även får kunskap och små tips om vad som kan vara viktigt att tänka på i mötet med den enskilde. Den här lilla boken kan vara till nytta och ge lite tips och råd, för att underlätta för den som arbetar inom LSS och SoL. Exempelvis inom hemtjänsten, ledsagning, kontaktperson, bostöd, daglig verksamhet, daglig sysselsättning, grupp/ service boenden, men också för chefer, handläggare och beslutsfattare.

Min förhoppning är att det en dag så ska finnas pengar och resurser för att personer med en funktionsnedsättning ska få leva ett liv som andra med Goda levnadsvillkor, både ekonomiskt, men också att få den tid och det bemötande de behöver i sin vardag.

Den här boken ska jag försöka hålla kort och jag ska ha med information som jag tror kan vara bra att få kunskap om.

Varför skriver jag?

Av erfarenhet, så tror jag flera personer kan behöva förstå hur viktigt bemötandet är när man träffar en person som har någon form av autismspektrumtillstånd och även en person som har en intellektuell funktionsnedsättning.

Om de inte får rätt bemötande, så kan en del ha svårt att ta emot hjälp och kan då bli utan hjälp. Det kan innebära att några blir utan mat, utan dusch, kanske inte kan komma ut på flera veckor och en del kommer inte till sina viktiga vårdkontakter. Det är tyvärr en verklighet för flera personer inom dessa målgrupper.

En del personer inom AST kan ligga på en hög intellektuell nivå. Då kan det vara svårt som personal att förstå varför de inte klarar sitt dagliga liv. Därför behövs informationen för att öka förståelsen hos personal och myndigheter.

Erfarenheten i kontakt med många anhöriga och brukare/ deltagare i mitt yrke visar att det har varit svårt de sista åren för många personer med de här diagnoserna att få beviljat insatsen personlig assistans eller att få beviljat insatser med den tid/omfattning som personen är i behov av. Exempelvis hemtjänst och-eller ledsagning. Om den enskilde inte får beviljat den insats och omfattning som personen är i behov av och har sökt, så behöver denne få andra insatser som är likvärdiga för att få deras grundläggande och övriga behov tillgodosedda. Orsaken att många söker personlig assistans, kan vara att den enskilde är i behov av personal som har en ingående kunskap om personen och att personen behöver en stadig personalgrupp och kontinuitet i sin vardag för att tillgodose sig hjälp. Den enskilde har också möjlighet att välja sina assistenter, vilket kan vara viktigt för många inom målgruppen AST, att få göra. Det ger en större möjlighet att få rätt personal som utför uppdraget och den enskilde kan lättare tillgodose sig sina dagliga/ ibland nattliga behov.

Det är inte alla som har en funktionsnedsättning som passar in i ramen av att bo på en grupp eller service boende. Alla önskar inte att bo så. Av erfarenhet, så finns det handläggare som inte kan se andra alternativ och möjligheter än ett LSS boende. En del boenden har en viss policy de följer, som inte passar alla. För den enskilde som tillhör Lagen om stöd och service för vissa funktionshindrade, LSS, kan det då bli nödvändigt att söka en egen bostad genom bostadskö hos olika hyresvärdar och att exempelvis ansöka om hemtjänst (utifrån Socialtjänslagen, SoL). Personen kan även ansöka om flera hjälp/ stöd insatser inom LSS och SoL. Det kan exempelvis vara bostöd, personlig assistans, ledsagning och kontaktperson.

En del handläggare beviljar inte insatserna eller den omfattning som den enskilde är i behov av och kan på så sätt till slut tvingas att flytta till ett boende, om inte anhöriga orkar eller kan hjälpa till. Jag ska inte gå in på djupet på de här områdena, utan hänvisar istället den som behöver ansöka om en insats att rådgöra med en handläggare inom socialtjänsten i den kommun du tillhör. För den som önskar mer kunskap, så kan man även hitta information på internet och även i böcker som beskriver LSS och SoL

Jag har erfarit att en del som arbetar inom LSS eller SoL inte är insatta i hur personer med vissa funktionsnedsättningar kan fungera. Det är inte konstigt om man inte har utbildning eller erfarenhet av målgrupperna. Även om man har utbildning och erfarenhet, så är alla människor olika även om man tillhör en viss målgrupp. Vi kan aldrig veta hur en annan människa fungerar och vill ha det, om vi inte tar reda på det. Jag brukar säga att jag inte vet någonting om en person som jag träffar första gången och ska arbeta med. Personen är som ett tomt blad, som måste fyllas i. Ju mer information jag kan få i förväg och ju mer jag lär känna personen och vet hur personen fungerar i olika miljöer och situationer, desto lättare är det för mig att utföra mitt arbete så att alla blir nöjda. Jag måste utforska, fråga och vara intresserad av att lära känna personen mer och ta reda på personens styrkor, svagheter och intressen. Man måste ha ett intresse för människor om man ska arbeta med personer som har en funktionsnedsättning och speciellt om man ska besluta om vilken hjälp dem ska få.

Jag vill försöka i all ödmjukhet att underlätta för personer som ska arbeta med/ möta personer som har en neuropsykiatrisk funktionsnedsättning eller –och intellektuell funktionsnedsättning.

Innehållsförteckning

Kontaktuppgifter till Författaren Mary Elisa Kinlund:

sommarvind7@gmail.com

1 – Underlätta för personer med autism i möten med socialtjänsten

Den här informationens som socialstyrelsen har satt ihop är mycket viktig för myndigheter att ta del av i mötet med personer som har autism.

Jag väljer att citera texten. Socialstyrelsen (2019) skriver:

Möten behöver vara individanpassade

Möten med myndigheter innebär ofta utmaningar för personer med autism. De riskerar att exkluderas från service och tjänster på grund av hur de uppfattas, samspelar och tar till sig information. Bristande kunskap om autism kan leda till att problem och behov inte blir korrekt uppfattade och bedömda. Bemötandet av dessa personer behöver anpassas till deras individuella svårigheter för att säkerställa att de får en likvärdig tillgång till socialtjänsten(s. 3).

Inom socialtjänsten förs många olika sorters samtal, vars syfte kan vara att utreda, stödja, motivera eller informera den enskilde. Vissa personer som socialtjänsten möter kan behöva väsentligt tydligare information och annat stöd än vad som vanligtvis ges. Det gäller i högsta grad personer som har kognitiva svårigheter på grund av funktionsnedsättning, sjukdom eller stress. Svårigheter som ofta inte syns och märks direkt i mötet(s. 3).

Vad är autism?

Autism är en funktionsnedsättning som har sin grund i hur hjärnan arbetar och fungerar, vilket påverkar hur personen upplever och tänker. Personer med autism kan ha stor kapacitet inom en rad olika områden men de har i olika grad svårigheter med:

- Föreställningsförmåga och sammanhang
- Ömsesidig kommunikation och socialt samspel
- Ögonkontakt och sinnesintryck
- Komma i tid, planera och genomföra

Det som är svårt är också energikrävande och därför har många personer med autism begränsad uthållighet i situationer som ställer krav på det som är svårt.

En persons sätt att vara och fungera beror på graden av autism men också på andra faktorer som intellektuell förmåga, personlighet, dagsform och de specifika krav som ställs i en viss situation. Även personer med god intellektuell förmåga kan ha svårt för uppgifter som andra skulle uppfatta som enkla eller självklara.

Generellt har många personer med autism lättare för att ta in information visuellt med stöd av text eller bild(s. 4).

Skyldigheter

Förvaltningslagen säger att "En myndighet ska lämna den enskilde sådan hjälp att han eller hon kan ta till vara sina intressen. Hjälpen ska ges i den utsträckning som är lämplig med hänsyn till frågans art, den enskildes behov av hjälp och myndighetens verksamhet."(6§)

Om den enskilde inte får tillräcklig hjälp i kontakten med en myndighet kan det innebära brister i tillgänglighet. Med bristande tillgänglighet menas att en person med funktionsnedsättning missgynnas, genom att skäliga åtgärder inte har vidtagits för att personen ska få en jämförbar situation med personer utan denna funktionsnedsättning. Bristande tillgänglighet räknas som diskriminering enligt diskrimineringslagen (1kap. 4§3).

Förberedelser och anpassningar är viktiga för att alla ska få ett rättssäkert bemötande (s. 5).

Vad är ofta svårt?

Vad kan du göra?

Föreställningsförmåga och sammanhang

För att kunna hantera nya situationer, lösa problem och planera behöver man kunna tänka sig in i och föreställa sig olika alternativ. Många personer med autism har svårt att föreställa sig sådant som de inte redan har erfarenhet av. Det kan leda till att de är mindre flexibla. De ser gärna samma lösningar och vill göra på samma sätt som de är vana vid.

Föreställningsförmåga behövs även för att kunna besvara öppna frågor. För att kunna ge ett adekvat svar är det nödvändigt att kunna tänka sig in i vilken information som frågeställaren förväntar sig.

Personer med autism fokuserar ofta på detaljer och kan därför missa det övergripande sammanhanget. De kan ha svårt att se "det viktiga" i en viss situation (s. 6).

Så här kan du underlätta

- Skriv en agenda för mötet. Ha den synlig under mötet och bocka av punkterna efter hand.
- Förklara kort och konkret varför ni träffas, vad mötet ska leda till och vad din uppgift är.
- Informera konkret om stegen i den aktuella processen. En visuell bild av stegen i en process kan göra det lättare att förstå.
- Ställ så konkreta frågor som möjligt, så att personen slipper gissa sig till det underförstådda.

Undvik öppna frågor som "kan du berätta hur du upplever din situation?", eftersom de ofta är svåra att besvara.

- En del personer med autism har lättare att besvara frågor och att delta om de kan förbereda sig. När du kallar till mötet kan det därför vara bra att berätta vilka frågor som du behöver ha svar på (s. 7).

Ömsesidig kommunikation och socialt samspel

Personer med autism kommer sannolikt att ha svårigheter med kommunikation och samspel under ert möte. Även den som har en god verbal förmåga kan ha svårt att bearbeta och tolka information. Personer med autism har heller inte alltid ett ansiktsuttryck som speglar de egna känslorna och har inte alltid lätt för att avläsa andras mimik. Det kan leda till missförstånd.

Tänk på att det inte är meningsfullt att uppmana personen att "Fråga om du inte förstår!". Det blir lika konstigt som att be personer med synskada att tala om vad de inte ser.

Inledande frågor som "Hur har du det?" eller "Hur har veckan varit?", som uppfattas som relationsbyggande i andra sammanhang, kan istället bli förvirrande och energikrävande för personer med autism.

De är ofta för ospecifika för att enkelt kunna besvaras(s. 8),

Så här kan du underlätta kommunikationen

- Undvik inledande socialt småprat. En bra inledning kan vara att förklara hur mötet kommer att gå till: "Vi ska gå till rummet längst bort", "Du kan sitta här".
- Var konkret och extra tydlig. Om du måste använda myndighetsspråk, som "åtgärd" eller "arbetsförutsättningar", berätta vad orden betyder.
- När du ställer en fråga – invänta svaret innan du omformulerar frågan eller ställer en ny. Det kan behövas lite extra tid för personen att tolka frågan och formulera ett svar.
- För att göra budskapet tydligare kan du rita eller skriva. Du kan också använda bilder för att förtydliga och förstärka innehållet.
- Kontrollera att du faktiskt har förstått vad personen vill förmedla genom att kort sammanfatta det som du har uppfattat.
- Be personen att återge viktiga punkter för att kontrollera hur det du har velat förmedla har uppfattats av personen.
- Gör en kort sammanfattning av vad ni kommit överens om innan ni avslutar mötet(s. 9).

Komma i tid, planera och genomföra

Att komma i rätt tid och till rätt plats kan vara svårt för personer med autism. Det är därför viktigt att förstå att om någon uteblir från möten så behöver det inte betyda att personen inte vill komma eller är medvetet nonchalant. Orsaken kan istället vara att personen har svårt med tidsuppfattning, planering eller med att orientera sig.

Så kan du underlätta för personen att komma till ett möte

- Presentera uppgifter om datum, tid, plats etc. i punktform när du kallar. På så vis framgår informationen tydligare. Det underlättar också om varje punkt står på en egen rad. Om möjligt, bifoga en bild på byggnaden och på den social-sekreterare som personen ska träffa. Då blir det lättare för personen att hitta rätt (se exempel).
- För de personer som vanligtvis inte öppnar brev kan du förbereda genom att märka upp kuverten. "Brev som kommer från mig har den här markeringen. De breven behöver du öppna och läsa varje gång de kommer"
- Skriftliga kallelser kan behöva kompletteras med sms-påminnelser, mejl eller telefonsamtal.
- Informera om att personen gärna får ta med en stödperson till mötet, exempelvis en boendestödjare eller anhörig(s. 10).

Fortsätta här:

Inkomma med underlag

I många ärenden behöver personer inkomma med underlag. Detta kan vara svårt, särskilt om personen förväntas klara det på egen hand utifrån en generell lista.

Så kan du underlätta för personen att inhämta rätt underlag

* Ge tydlig information om vad personen behöver lämna in.
* Om en person har svårt att formulera sig kan du underlätta genom att skriva ner precis vad han eller hon kan säga. Texten blir ett stöd när personen ber exempelvis hyresvärden eller banken om ett utdrag eller ett intyg.
* Ring gemensamt under mötet till dem som personen behöver uppgifter ifrån.
* Kanske kan personen få fotografera exempelvis räkningar med mobilen och skicka bilden till dig(s. 12).

Energi till hela mötet

Personer med autism kan ha förhöjd känslighet för sinnesintryck som ljus, ljud och känsel. Ögonkontakt beskrivs också av många som obehagligt och energikrävande. Framförallt kan det vara svårt att lyssna och samtidigt ha ögonkontakt. Att en person undviker ögonkontakt får därför inte misstolkas som ointresse eller ohövlighet. Det kan vara nödvändigt för att personen ska kunna koncentrera sig i samtalet.

Ta ställning till om ni behöver kortare eller längre besökstider. Om ni vanligtvis har långa besök, kanske det går att dela upp besöket på fler och kortare möten. Alternativt att ha en eller flera planerade pauser under besöket (s. 13).

Så kan du underlätta för personen att ha energi till hela mötet

- Ha mötet i ett rum som är så ostört som möjligt. Checka av om ljud, ljus, lukt eller andra sinnesintryck är störande för personen.
- Placera gärna stolarna så att kravet på ögonkontakt minskar (vid sidan av, snett mitt emot). Då kan du också lägga material på bordet så att ni båda kan se det.
- Ett kort med texten "paus" på bordet i mötesrummet kan underlätta för personen att själv ta initiativ till en rast.
- Var punktlig, håll om möjligt både start- och sluttid. Om du vet att det är svårt för dig att vara punktlig, informera om att du kommer att ta emot personen och sluta mötet så nära utsatt tid som möjligt.
- Erbjud dig att anteckna eller uppmuntra personen att fota av det som är viktigt med mobilen(s. 14).

Kom ihåg

Före mötet

_____ Boka ett så ostört rum som möjligt

_____ Placera stolarna så att personen inte tvingas till ögonkontakt och så att ni enkelt kan titta på samma material.

_____ Anpassa möteslängden och planera för paus

_____ Placera agendan så att alla kan se den.

_____ Ta med penna och papper.

_____ Ha med en bild för att kunna beskriva stegen i arbetet.

Under mötet

_____ Var noga med start- och sluttid

_____ Var konkret och "rakt på sak". Utgå inte från att personen förstår det outtalade.

_____ Följ agendan och bocka av avklarade punkter

_____ Skriv och rita som stöd

_____ Erbjud hjälp att anteckna och fylla i blanketter

_____ Stäm av hur du och personen har förstått varandra.

_____ Sammanfatta mötet och förklarar vad som är nästa steg(s. 15).

Källa:

Socialstyrelsen (2019). *Underlätta för personer med autism i möten med socialtjänsten.*

https://www.socialstyrelsen.se/globalassets/sharepoint-dokument/artikelkatalog/ovrigt/2019-12-6480.pdf [2022-02-20]

2 – Lagar och tips

Följande text är citat ur Kinlund(2022, s.98-101), där hon även hänvisar till originalkällor:

> Det finns en del lagar, som ska medverka till att den som har ett funktionshinder ska få ett bra liv. Här följer några lagar och något tips.

> En lag är LSS – Lagen om Stöd och Service till vissa funktionshindrade.

> LSS är en rättighetslag. Den som tillhör lagens personkrets har rätt att få beviljat en del av de insatser som ingår i lagen, utifrån sina behov och om personen inte får behoven tillgodosedda på annat sätt(Larsson och Larsson, 2019, s.11).

> 1§ LSS, beskriver vilka personer som har rätt att få beviljade insatser utifrån lagen. Här anges de tre personkretsarna. För att få insatser enligt LSS, så behöver personen ingå i någon av dessa personkretsar.

> Personkretsarna är:

> 1§ LSS: Denna lag innehåller bestämmelser om insatser för särskilt stöd och särskild service åt personer:

> 1   med utvecklingsstörning, autism eller autismliknande tillstånd

> 2   med betydande och bestående begåvningsmässigt funktionshinder

efter hjärnskada i vuxen ålder
föranledd av yttre våld eller kroppslig
sjukdom

eller

3   med andra varaktiga fysiska eller
psykiska funktionshinder som
uppenbart inte beror på normalt
åldrande, om de är stora och
förorsakar betydande svårigheter i den
dagliga livsföringen och därmed ett
omfattande
behov av stöd och service (Larsson
och Larsson, 2019, s. 23).

I 6§ LSS, står att de verksamheter som arbetar
med LSS som grund, ska samarbeta med de
aktörer som är aktuella, så som myndigheter och
andra samhällsorgan. De ska vara av en god
kvalitet. Individens självbestämmande och
integritet ska respekteras. Det ska alltid
verksamheten ta hänsyn till. Individen ska få
möjlighet till inflytande och medbestämmande
över sina beviljade insatser, i den utsträckning det
går. Verksamheten har ansvar att kontinuerligt
vara vaksam över att kvaliteten utvecklas och är
säkrad. Verksamheten ska bistå med personal
som ska ge ett gott stöd, god omvårdnad och en
bra service (Larsson och Larsson, 2019, s. 39).

Man kan läsa i 7§ LSS, att individen ska ha rätt att
få beviljade insatser, som ska vara anpassade
efter den enskildes personliga behov, för att få

goda levnadsvillkor (Larsson och Larsson, 2019, s. 43).

Larsson och Larsson menar att det är viktigt att personal inom LSS tar stöd och tar emot information från anhöriga för att underlätta sitt arbete i personalgruppen vid exempelvis kartläggning och planeringar för individens bästa (Larsson och Larsson, 2019, s. 103)

Myndigheten för delaktighet, MFD(2020), skriver om de rättigheter som den enskilde med funktionsnedsättning har, i FN´s konvention. I artikel 3, kan man läsa om de Allmänna principerna, som genomsyrar konventionen. Principerna är bland annat: icke-diskriminering, jämställdhet, individuellt självbestämmande, tillgänglighet, lika möjligheter, respekt för olikheter, inkludering och deltagande i samhället.

Några citat ur Barbro Lewins bok: "För din skull, för min skull eller för skams skull. Om LSS och bemötande":

> Föräldrar sitter inne med livslång kännedom om sitt nu vuxna barn, om personligheten, om drömmar och rädslor. De kan förmedla minnen ur stödanvändarens livshistoria, vad det är för stöd som behövs men som stödanvändaren kanske själv inte kan förmedla och som personal inte uppmärksammar. Jag vill påstå att som förälder kan man aldrig släppa sin överbeskyddande roll, hur

mycket vi än försöker. Och vår fruktan förblir stor för vad som ska hända när vi inte längre finns. Det gör att vi ofta blir frustrerade och kan uppfattas som väldigt påstridiga och påfrestande. Men försök att ha fördrag med oss (Lewin, 2011, 2019, s. 161)(Kinlund, 2022, s. 98-101).

Källa:
Kinlund, Mary(2022). *Att vara Anhörig till någon man älskar på gott och ont. Förlag: BoD – Books on Demand, Stockholm, Sverige*

3 - Kort information om: Autism och intellektuell funktionsnedsättning

Nedan är citat ur Kinlund(2021, s. 16-22) om IF, Adhd och Autism, där hon hänvisar till olika originalkällor:

Intellektuell funktionsnedsättning

Man kan läsa om Intellektuell funktionsnedsättning på exempelvis vårdguiden 1177(2016). Där står det att Intellektuell funktionsnedsättning, IF, också kan kallas utvecklingsstörning eller kognitiv funktionsnedsättning. Att ha en IF kan innebär att man har svårt att lära sig en del saker och att man kan ha svårt att förstå vissa saker. Det kan vara svårt att tänka abstrakt, att göra beräkningar och svårt att föreställa sig vad konsekvenserna kan bli av ett visst handlande. Vårdguiden beskriver de tre nivåer, som en person med IF, kan ha:

Lindrig IF. Då kan personen klara mycket själv, men kan behöva hjälp med att sköta sin ekonomi och vissa andra dagliga göromål.

Måttlig IF. Då kan personen oftast prata och förstå en del enklare situationer som är aktuella i vardagslivet. Personen kan behöva hjälp och stöd av människor med matlagning, kläder, tider och att sköta ekonomin och som ser till att personen får en bra tillvaro i livet.

Svår IF. Då kan personen inte tala. Personen använder rösten, ansiktsuttryck och kroppen för att förmedla vad denne vill och känner. Vidare kan man läsa att personen behöver ha människor omkring sig som denne känner väl och att de människorna behöver ha stor personkännedom om alla personens behov, för att denne ska bli förstådd.

De skriver att en person med IF behöver konkreta instruktioner och uppmaningar. De menar att personen är i behov av att man pratar på ett enkelt sätt, är rak och tydlig i sin kommunikation och att ge kortfattade uppmaningar, steg för steg.

Neuropsykiatriska funktionsnedsättningar, NPF.

Specialpedagogiska skolmyndigheten(2021), menar att de vanligaste neuropsykiatriska diagnoserna är ADHD, autism och Tourettes syndrom. Vidare att diagnoserna kallas neuropsykiatriska på grund av att nervsystemet och hjärnan bearbetar information på ett annat sätt, än vad som är vanligt.

ADHD

Socialstyrelsen(2014), menar att barn med ADHD ofta har svårt att sitta still och är i ständig rörelse. De har ofta symtom som överaktivitet. De verkar ha svårt att förstå faran de kan utsätta sig för, när de klättrar och hoppar runt. De kan ha svårt att fokusera på uppgifter i skolan och att klara av skolarbetet. En del har svårt med uppmärksamhet, då de lätt hamnar i egna tankar och dagdrömmer. Det kan innebära svårigheter i att påbörja en uppgift. Ungdomar har ofta svårt att planera och ta ansvar för viktiga uppgifter. De är ofta rastlösa och tröttnar på en uppgift eller syssla. Oftast minskar hyperaktiviteten och impulsiviteten med åren, men personen kan uppleva en konstant känsla av rastlöshet. Personer med ADHD svarar oftast innan andra har pratat klart. De kan ha svårt att lyssna när andra pratar. Många med ADHD är motivationsberoende. De kan ha en ojämn prestationsförmåga. De kan prestera högt i vissa situationer och inom vissa områden, för att sedan prestera långt under genomsnittet inom vissa andra områden. På grund av stress och utmattningstillstånd, kan de ha svårt att sätta fokus och vara närvarande i sociala relationer och sammanhang. De kan ha svårt att samspela med andra. De förstår inte alltid andras önskningar och behov. Om inte barn och ungdomar får förståelse för sin problematik, så finns det risk att de utvecklar uppförandestörningar och trotsbeteende. De kan få ett asocialt beteende och ett utanförskap. Vilket kan medverka till att de får ångest och nedstämdhet.

Personer med ADHD är ofta impulsiva och löper större risk att falla för frestelser och kan ha behov av snabba belöningar. Det kan vara viss mat, sex, nikotin eller alkohol. En del letar nya upplevelser och kan lockas att prova droger och hamnar lättare i ett missbruk. De ser och förstår inte vilka konsekvenser det kan leda till. Många upplever att de får en bättre självkontroll med åren och lär sig att hantera sin rastlöshet och sin koncentration(Socialstyrelsen, 2014).

Socialstyrelsen (2019), menar att personer med ADHD kan ha lätt att glömma och kommer ibland för sent till möten eller kommer inte alls. Det beror inte på ointresse eller nonchalans. Personen kan ha svårt att planera och organisera, att hålla kontakt med aktuella myndigheter, att ha ordning på viktiga papper och hålla reda på exempelvis räkningar. Om personen har svårt att söka ekonomiskt bistånd varje månad på grund av kraven att noggrant redovisa sin ekonomi och svårt att hålla kontakt med socialtjänsten, så kan det få svåra konsekvenser som att personen inte kan betala sin hyra och i värsta fall mister sin bostad(Socialstyrelsen, 2019).

Man kan läsa i 4 kap. 1§ Sol, att om en person som inte klarar sin försörjning själv och inte får tillgodosett sina behov, kan ha rätt att få bistånd genom socialnämnden. Personen får söka den hjälp och det stöd, som personen behöver. Socialtjänstlagen utgår från individens behov och inte diagnos, när ett biståndsbeslut ska tas(Riksdagen, 2019)(Socialstyrelsen, 2014).

För att en person som har ADHD, ska ha rätt att få insatser enligt Lagen om stöd och service till vissa funktionshindrade, LSS(1993:387), så behöver personen ha en samsjuklighet, där denne även har en funktionsnedsättning som ingår i 1§ LSS, personkrets 1-3(Socialstyrelsen, 2014)(Riksdagen, 2019).

Sjölund & Bejerot menar, att det inte är ovanligt att personer har en kombination av ADHD och diagnos autismspektrumtillstånd,

Ast. På flera sett är ADHD och Ast varandras motsatser. Personer med ADHD söker ofta kontakt med andra. De är ofta spontana, impulsstyrda och dramatiserande. De kan lätt hamna i missbruk och rökning, medan personer med autismspektrumtillstånd, Ast har lägre risk än genomsnittet att hamna i missbruk och gör sällan det. Personer med Ast, har ofta fokus på detaljer, är socialt tillbakadragna, och ofta principfasta och väljer sina ord noggrant. Att organisera, planera och att genomföra uppgifter har ofta båda dessa grupper svårt med och kan behöva stöd och hjälp för att få sin vardag att fungera(2009, s. 149).

Socialstyrelsen, menar att om man som vuxen funderar över om man har ADHD, så kan man vända sig till primärvården. Läkaren kan skriva en remiss för utredning av diagnos inom den specialiserande sjukvården. På Socialstyrelsens hemsida, så kan man läsa mer om hur en utredning kan gå till(Socialstyrelsen, 2014).

Det finns stöd att söka från kommunen, om man har barn som har ADHD. Det kan man läsa mer om på Habilitering & Hälsa(2019).

Det finns tips att få för föräldrar hos ADHD-center. Om man exempelvis ska ansöka om omvårdnadsbidrag, kan man läsa om på Habilitering & Hälsa(2019).

Autism

Sjölund & Bejerot(2009, s.8) skriver om autismspektrumtillstånd, Ast. Ast kännetecknas av att personen kan ha begränsningar vid lek, intressen, social fantasi, vid ömsesidig social kommunikation. De skriver att man måste ta hänsyn till om personen också har andra diagnoser, exempelvis intellektuell funktionsnedsättning. De beskriver att personer som har autismspektrumtillstånd har avvikelser i olika hjärnfunktioner. Det innebär att personen kan ha svårt att hantera information, det påverkar hur personen upplever sinnesintryck omkring sig, även hur personen förstår och tolkar sammanhang och hur personen ska lösa problem. Vidare kan personen ha svårt att planera och organisera sin vardag. De menar att personer med Ast har olika svårt med förändringar och att vara flexibla, vilket inte beror på att de inte vill, utan att de har en bristande förmåga. De jämför det med att vara färgblind. Ingen förväntas att kunna träna bort färgblindhet. De menar att beteendet hos en person med Ast inte beror på uppfostran, utan har att göra med avvikelser i olika hjärnfunktioner.

Sjölund & Bejerot(2009, s. 31) beskriver de motoriska svårigheter som en person med Ast kan ha. Det kan innebära att personen har svårt med sin kroppsuppfattning, att samordna sina muskler och att få sina båda händer att samarbeta. Personen kan behöva utföra sina aktiviteter och dagliga sysslor steg för steg, för att klara av att koncentrera sig på varje moment, vilket tar mycket energi och är uttröttande. Vidare så skriver de att personer med Ast ibland beskylls orättvist för att vara lata, då de inte vill utföra vissa aktiviteter.

Dahlgren(2019), skriver att, för att få diagnos autism, så ska personen ha symtom som är tydliga och visar att man inte kan klara av vardagen, när man jämför med andra i samma ålder. Vidare att personen ska uppvisa stora svårigheter i kommunikation med andra, vid olika situationer. Samt att personen har exempelvis svårt att påbörja ett samtal eller svara på frågor och ogillar socialt samspel. Även att personen har svårigheter att tolka och förstå gester, ögonkast, en icke verbal kommunikation och att förstå när en person försöker förmedla känslor via ord, uttryck, tonfall, ansiktsuttryck och gester. Han menar att personen saknar social medvetenhet, vilket gör att det är svårt att anpassa beteende till situationen och att sociala regler och signaler, kan vara svårt att förstå, vilket inte så sällan medför att personen kan ha svårt att få nya vänner och svårt att behålla gamla barndomsvänner. Vidare att andra symtom kan vara att personen har stereotypa och repetitiva beteenden och att personen då upprepar samma rörelser, samma lek och samma fras. Även att många är rutinbundna eller har ritualer, vilket kanske inte alla förstår sig på. Även att personen kan ha svårt med förändringar och svårt att tänka flexibelt(något jag tidigare varit med om i en viss miljö, kommer säkert hända när jag kommer dit nästa gång). Han menar att personen kan ha svårt att avbryta en aktivitet och har ofta starka och ensidiga intressen(Dahlgren, 2019, s. 30-31).

Dahlgren beskriver vidare att det är viktigt att veta vad för svårigheter en person med autism har och vilket stöd personen behöver, för att förstå och kunna bemöta personen på ett bra sätt. Det beskriver han i en förklaringsmodell. Modellen består av sju olika grundperspektiv.

Perspektiven är:

1: Symtom. Det är viktigt att veta vilka symtom personen med diagnos autism har.

2: Typisk utveckling. Man får fundera över vad man kan förvänta sig att personen ska klara av i en viss utvecklingsnivå och ålder.

3: Energiläckage. Många gånger har omgivningen svårt att se och kan då inte heller förstå, om en person har slut på sin energi. Många med autism blir mycket trötta då de behöver använda mycket mer energi i olika situationer som personer utan autism inte behöver göra.

4: Kommunikation. Här brister det för många, vilket kan leda till att det blir konflikter mellan personer som har autismspektrumtillstånd.

5: Samsjuklighet. Personer med autism har ofta andra diagnoser eller sjukdomar som kan vara svåra att identifiera, vilket kan påverka deras beteende och humör.

6: Perception. Det handlar om hur en person med autism kan ta emot, sortera och förstå sinnesintryck.

7: Kognition. Kognition rör tre olika förmågor. Theory of Mind, svag central koherens och exekutiva funktioner. De här områdena är viktiga för att personen ska kunna förstå och anpassa sig i vardagen(2019, s. 32-33)(Kinlund, 2021, s. 16-22).

Nedanstående text är delvis citat ur Kinlund(2021, s. 22 - 33), om Perception & Kognition, där hon hänvisar till olika originalkällor:

PERCEPTION (sinnesintryck) & KOGNITION: Theory of Mind, svag central koherens, Executiva funktioner

I det här kapitlet vill jag skriva lite om perception och kognition, eftersom många med autism kan ha svårt inom dessa områden. Att ha perceptionsstörningar och kognitiva svårigheter kan påverka vardagen mycket. Personen kan bli hjälpt av förståelse, rätt bemötande och exempelvis

tydliggörande pedagogik. Jag ska beskriva lite kort om båda begreppen, utifrån teoretiska källor, där författarna är insatta i de olika begreppen.

Jag vill börja med att ge några beskrivningar på svårigheter och situationer som kan uppstå för många och som kan vara hämmande i livet, utifrån den erfarenhet jag har i mötet med flera personer.

En del har svår Auditiv perception störning och Kan uppleva att dem har dålig hörsel. En del kan då ha behov av att ofta spola öronen. Personen kan vid flera tillfällen gå till läkare och kontrollera hörseln, utan att det varit något märkbart fel på hörseln.

En del är mycket ljudkänsliga för vissa ljud och ljud i vissa miljöer, vilket kan hämma livet, då personen kan behöva välja bort att medverka i vissa sammanhang och i vissa aktiviteter. En del klarar inte att åka bil på motorväg på grund av bullret från däck och motor.

Det är inte heller så ovanligt att personer drabbas av tinnitus och lider av att det ibland kan tjuta i öronen. Vissa personer kan behöva fly ut från butiker, då larmen i butikerna har gått. Ljudet kan öka stressen hos personen, som kan bli tvungen att snabbt ta sig ut från butiken, utan att klara av att genomföra sitt köp. Eller kan behöva ta sig ifrån någon annan miljö, där det kan uppstå oljud. I en sådan situation är det viktigt för personalen att vara medveten om personens känslighet och kunna hjälpa till att handla klart eller utföra annan syssla klart åt den enskilde. Någon behöver också hjälpa personen att snabbt lämna butiken eller platsen.

Personalen behöver också vara medveten om att grannar kan "störa", med hög musik, högt prat och skrik. Speciellt kvällar på helger och lov, då det är vanligare att någon har fest. Då behöver personalen vara observant och kunna hjälpa den enskilde att säga till grannarna eller att kontakta störningsjouren. Det kan vara ett stort lidande för många att lyssna på bas/ diskantljud och höga röster i flera timmar, utan att veta hur länge det ska pågå och hur man kan "säga till" att de ska sänka ljudet och vara lite tystare. Det finns hörlurar som kan stänga ut ljud, men ibland kan det vara svårt att hitta några som passar för just den person det gäller.

Vissa klarar inte av att för många pratar på en gång, då kan det vara svårt att höra och sortera ut vad den man pratar med säger. Personalen kan behöva välja dag och tid för att besöka butiker, anpassa sociala sammanhang, där det inte är för många personer på en gång.

Det är inte ovanligt att personer har svårt med lukt och smakperception och inte heller att en person fastnar för ett visst märke av en matprodukt och inte kan äta produkten om det inte är "rätt märke". Många behöver också ha maten tillagad på ett visst sätt, eftersom maten kan behöva ha en viss konsistens för att personen ska kunna äta. Maten får inte vara för lite stekt och inte för hårt stekt, inte för lös konsistens och inte för hård konsistens. Den får inte vara för torr och inte för rinnig och inte vara klumpar i.. så kan det låta. Många blir mycket begränsade i vad de kan äta. Det är inte för att de vill vara krångliga, de kan helt enkelt inte svälja och äta om fel känsla uppstår.

Flera har svårt med Exekutiva funktioner och kan inte planera, organisera och har svårt att skifta uppmärksamhet och svårt med simultanförmågan. Om de gör en sak, så måste de få avsluta det i sin takt, innan de påbörjar nästa sak. Oavsett om det gäller dusch, måltider, data spel, borsta tänderna eller någonting annat. De kan behöva stöd i att komma igång med att äta, städning, handling, åka på läkarbesök, eftersom de ibland/ ofta inte kan komma igång själva och kan ha svårt att avsluta aktiviteter. De kan behöva stöd och hjälp både med att påbörja och avsluta aktiviteter.

På grund av att en del är ljud och ljuskänslig, så kan de ha svårt att använda hjälpmedel som låter eller som lyser och blinkar.

En del har svårt att organisera och hålla ordning på sina saker och kläder. De kan hamna utspritt i rummet eller i lägenheten.

Vissa har svårt att veta om kläderna är rena eller smutsiga. De som vill ha rena kläder, men kanske inte kan avgöra själv om de är rena, kan säga att kläderna behöver tvättas även om de egentligen inte skulle behöva tvättas. För en del kan det då bli mycket tvätt.

En del personer har svårt med minnet och med tidsuppfattning och vet inte alltid vad det för dag, månad eller år och om det är natt eller dag. Några kanske kan läsa av tiden på en analog klocka, men kanske inte kan läsa av digital tid.

Många har svårt med abstrakt tänkande och säger oftast nej till att följa med på saker som de inte har gjort tidigare, om de inte får förklarat ordentligt vad som ska hända och syftet med det som ska göras.

En del kan ha svårt att se helheten och ser istället detaljer i olika miljöer. Personen kanske kan observera och berätta vad personen har sett i en lugn miljö, men kanske inte klarar att se detaljer i alla miljöer. Personen kanske kan se om någon har nya glasögon, en fin klocka eller köket har nya dörrknoppar. Om det är en stökig miljö, så kan det bli för mycket intryck för personen, som kan ha svårt att urskilja, se och höra vad som händer.

Många tycker inte om förändringar. Att få en ny möbel kan vara jätte jobbigt. En kille berättar - En gång när Rolle stod i vardagsrummet och skruvade ihop en ny tv-bänk som han köpt för att jag skulle ha den i mitt rum, så sa jag till honom: – bara så att du vet Rolle, så kommer inte den där bänken in i mitt rum… Rolle och mamma som har lite speciell humor, skrattade åt mina kommentarer och skojade tillbaka. Då skrattade jag också. Killen berättar vidare att Tv-bänken sedan kom in i hans rum och att han fick medge att han var nöjd med den nya bänken, efter att han varit sur en halv dag.

Personal behöver alltid vara med och individanpassa i övergångar vid förändringar, oavsett om det är en liten eller stor förändring och utifrån hur känslig personen är för förändringar.

Den här killen var känslig även för små förändringar och det behövde tas hänsyn till.

Sjölund & Bejerot (2009, s. 117), skriver att personer med Ast, kan ha svårt att inta sina måltider. Många har en annorlunda sinnesupplevelse och kan då ha svårt att äta. Det händer speciellt om det är många hörsel och synintryck i den aktuella miljön. Personen kan uppleva det svårt att äta om konsistensen och lukten upplevs vara motbjudande. Personen kan ha vårt att tugga maten om denne upplever stress och har en annorlundkänselperception.

Dahlgren(2019, s. 32-33), förklarar perception med att det handlar om hur en person med autism kan ta emot, förstå och sortera sinnesintryck. Han beskriver att kognition rör tre olika förmågor. Theory of Mind, svag Central koherens och Exekutiva funktioner. Att det är de områdena som är viktiga för att personen ska kunna anpassa sig och förstå sin vardag.

Sjölund & Bejerot(2009, s. 42-43), förklarar vad det kan innebära när man har nedsättningar i exekutiva funktioner. De menar att man kan ha svårt att exempelvis planera, organisera och skifta uppmärksamhet, även att utvärdera, vara flexibel och att man kan ha ett mindre bra arbetsminne. De skriver också att det inte är så ovanligt att man har svårigheter med tidsuppfattningen. Vidare menar de att en person med Ast, ofta har bristande simultankapacitet, vilket gör det svårt för dem att ha "flera bollar i luften". De fortsätter beskriva hur en person som har svårt att orientera sig i rummet, lätt kan komma av sig och även kan ha svårigheter att minnas och utföra vissa uppgifter.

Eriksson & Wolff(2019, s. 6), skriver om perception. Att det är hur man förstår och känner sinnesintryck. Det kan röra sinnen som: syn, hörsel, lukt, smak och känsel och hur vi uppfattar smärta, värme/ kyla, riktning/ rörelse och kroppens läge. Vi har också intryck som vi kan känna inifrån vår egen kropp. De skriver vidare att det kan bero på många olika saker hur vi uppfattar sinnesintrycken. Exempelvis kan det bero på olika känslighet, vår dagsform. Även vilken förmåga vi har att förstå, tolka och tala om det vi upplever. En del personer är känsligare för vissa lukter än andra. En del har svårt med starkt ljus. Perceptionen påverkas många gånger när man är trött eller stressad och då får man ofta en ökad känslighet för intryck.

Vidare skriver Eriksson & Wolff(2019, s. 6) att det är vanligt att personer med Neuropsykiatriskfunktionsnedsättning, NPF, har annorlunda perception. Personen kan då känna vissa sinnesintryck starkare eller svagare, än vad många andra gör. Ibland mycket starkare eller svagare. En del kan få en upplevelse av förvrängda intryck och det kan vara svårt för personen att förstå vad hen upplever. Personen kan ha svårt att samordna sina intryck, från flera sinnen på en gång. För den som har en annorlunda perception, kan det innebära stora svårigheter i vardagen. Det kan vara svårt att stänga ute starka sinnesintryck och det kan leda till att personen överväldigas av intrycken. I det fallet, har personen svårt eller kan inte alls fokusera på något annat. Om personen har svaga sinnesintryck, så kan personen försöka kompensera med något annat sinne. Oavsett om personen har ett starkt eller svagt sinnesintryck, så kan det leda till att personen beter sig på ett annorlunda sätt. Det är viktigt att ta reda på hur en person upplever sinnesintrycken, för att kunna ta hänsyn till och kunna hjälpa personen, med att på ett bra sätt anpassa miljö och omgivningen.

Eriksson & Wolff(2019, s. 6-7), ger exempel på olika beteenden, som kan visa sig, när en person upplever sinnesintryck mycket svagt eller mycket starkt. En del personer har kanske bara något enstaka beteende, medan andra kan ha flera olika beteenden. Hos en del så visar sig beteendet tydligt och får stora konsekvenser i vardagen, medan andra märks det inte lika tydligt på.

Syn (visuell perception)

Personer som upplever en annorlunda visuell perception kan ha lättare att uppmärksamma små detaljer. De kan titta ingående på människor och saker, fascineras av starka färger, reflexer eller saker i rörelse. En del blir skrämda av eller försöker undvika starkt ljus eller mörker och kan då titta bort eller blunda. Vid svag visuell perception, kan personen titta på saker eller människor, utan att ta bort blicken och även känna på föremål, för att få en bild av dem.

Hörsel (auditiv perception)

När en del personer som har en annorlunda auditiv perception, kan de dras till olika ljud, om de har en svag auditiv perception. Personen kanske söker upp platser med mycket ljud och lägger kanske örat mot en högtalare, tvättmaskin eller gör egna rytmiska ljud. De kan dras till folksamlingar och trafikerade gator. Medan andra istället försöker undvika ljud. De håller för öronen och försöker ta sig bort ifrån platser där det finns mycket ljud och oljud. De kan också ha svårt att sova, om de har en stark auditiv perception.

Känsel (taktil perception)

Vid en annorlunda taktil perception kan personen tycka om att ha på sig tighta kläder eller tycker om tryck och kan då försöka hitta tryckkänsla genom att kramas hårt eller ta sig in under tunga saker. En del personer kan ha svårt att känna kyla, värme och smärta. En del kan ha tendens till självskada. Vissa personer har svårt för beröring, kan tycka att sömmar, lappar i kläder och ett visst material är obehagligt. Kan ha svårt att ha på sig nya kläder. En del kan ha svårt att äta mat av viss konsistens och andra tycker inte om att bli kladdiga.

Lukt och smak (olfaktorisk och gustatorisk perception)

Vissa personer upplever smaker och dofter på ett annorlunda sätt. De kan då smaka eller lukta på föremål eller på andra människor eller sig själv. En del tycker om starka dofter och smaker. De som är känsliga drar sig istället gärna undan och kan försöka hålla avstånd till andra människor och de bär gärna samma kläder. Kan ha toalettproblem. En del äter mycket restriktivt och lite, medan andra kan äta vad som helst, även det som inte alltid är lämpligt. En del kräver speciell mat, för att kunna äta.

Riktning och läge (vestibulär perception)

Vissa personer tycker rörelseaktiviteter som gungor och rutschkanor är obehagliga. De kan ha svårt att gå på ojämnt underlag. Det kan vara skrämmande när man lyfter upp fötterna från marken. Andra kan istället dras till karuseller och gungor och tycka om att gunga och snurra runt.

Kroppens läge och andra intryck inifrån kroppen (kinestetisk och proprioceptiv perception)

När en person inte kan tolka kroppens signaler, så kan det vara svårt att identifiera behov som att gå på toaletten, äta och dricka. När vissa personer har en bristande känsla och inte kan känna var kroppen finns "i rummet", så kan personen lätt tappa saker, snubbla och knuffa till andra. En del gungar fram och tillbaka.

De menar att ha en annorlunda perception, ingår som en del av autism. Det påverkar tänkande, samspel och det allmänna vardagsfungerandet för personen. Även andra personer kan i mindre eller större grad ha en annorlunda perception. Eriksson och Wolff(2019, s. 9), beskriver vad kognition är.

De menar att kognition handlar om hur man kan ta till sig och hanterar kunskap, lärande och information. Kognitionen innefattar uppmärksamhet, minne, tänkande, medvetande, språk, beslutfattande, problemlösning och lärande. Vidare skriver de att begåvning(intelligens) är en grund för vilka förutsättningar en person har för att utvecklas och för att kunna utöva olika färdigheter. En del har begåvning inom flera områden. Begreppet begåvning, används ofta för att beskriva om en person har förutsättning för att tänka ut en problemlösning, så som att tänka abstrakt, förstå relationer, lärandet, anpassa sig efter situationen och att använda egna erfarenheter. De menar att oftast är det en psykolog som utför mätningar av begåvning. De använder standard tester, som kan se lite olika ut. Bland annat så tittar de på icke språkliga och språkliga förmågor och om personen kan beskriva och förklara ord eller så kan de be personen para ihop bilder som hör ihop med varandra.

Eriksson och Wolff(2019, s. 10), skriver att det svåra med att ha en svagare begåvning ofta är att förstå abstrakt tänkande. Vilket innebär att det är svårt att föreställa sig saker, en situation som man inte ser(konkreta saker). Exempelvis så kan personen ha svårt att generalisera, från ett sammanhang till ett annat sammanhang eller från egna erfarenheter till andras erfarenheter. Att förstå att det som gäller för mig, gäller även för andra människor. Även förmågan att föreställa sig och förutse, saker som inte hänt, kan vara svårt. Vid ett konkret tänkande, så tänker man här och nu. Då är det svårt att kunna tänka sig, vad man ska göra och vad handlingen för med sig för konsekvenser. En planering är svår att göra, när man inte kan se målet framför sig eller vad man kan välja för alternativ. Ju större erfarenheter en person har, så är det på sikt lättare att få en bild och kunna föreställa sig vilka alternativ man kan välja. De skriver vidare att språket, som är abstrakt, kan bli för svårt, om man tänker mycket konkret. Då kan man behöver bilder och föremål, som kan underlätta kommunikationen. Om man har en förmåga att generalisera, så underlättar det att använda kunskaper, erfarenheter och att dra slutsatser. Vid svag begåvning, behöver personen mer tid att lära sig och ett konkret material. Personer som har NPF, neuropsykiatrisk funktionsnedsättning, har ofta en ojämn begåvning. De kan vara duktiga på en uppgift och inte klara av en annan liknande uppgift. Ibland kan personen klara en uppgift, men vid nästa tillfälle, så kan personen inte utföra samma uppgift. För omgivningen kan det då vara svårt att ha rätt förväntningar och hitta rätt nivå för krav. Överkrav för personer med svag begåvning, kan leda till beteendeproblem. Likaså så menar de att de personer som har en hög begåvning också behöver krav på en lagom nivå, annars kan det leda till understimulans, som kan bidra till stress, frustration, påverka motivation och självbild.

Exekutiva funktioner

De exekutiva funktionerna beskriver Eriksson & Wolff(2019, s. 12), som hjärnans dirigent. De förklarar att funktionerna är som ett paraplybegrepp, för aktiviteterna i hjärnan(kognitiva processer), som är viktiga för en aktiv och viljestyrd reglering av känsla, tanke och beteende. Oftast nämns impulskontroll, uppmärksamhet, organisering och planering, arbetsminne, flexibilitet, att initiera och genomföra aktiviteter, som exekutiva funktioner. De exekutiva funktionerna är avgörande för hur vi kan styra oss själva, hur vi kan planera en aktivitet eller en uppgift, kan vi arbeta målinriktat och slutföra det vi påbörjat. En svag förmåga till uppmärksamhet och självreglering kan påverka personens förmåga att resonera och tänka flexibelt. Det kan vara svårt att lära sig nya saker och även att interagera på ett meningsfullt sätt med omgivningen. Personer som har NPF, har ofta svårigheter med exekutiva funktioner. Personer med ADHD/ ADD, har ofta också svårt med arbetsminne, att ta initiativ, att planera och impulskontroll. Personer med autism kan ha svårt med att vara flexibla och att planera.

Eriksson & Wolff(2019, s. 13), vill belysa tre aspekter av exekutiv funktion. Det är inhibition, arbetsminnet och kognitiv flexibilitet. De fungerar som en bas, till de exekutiva funktioner som är mer sammansatta, så som problemlösning, planering och svåra resonemang. De skriver att inhibition, är förmågan att kunna motstå en inre drift eller en frestelse som kommer utifrån. De skriver vidare om arbetsminnet, som är en förmåga att bevara information i minnet och på en gång kunna bearbeta informationen mentalt. Arbetsminnet hjälper oss att förstå vad det är för mening med det talade och skrivna språket och att koppla ihop idéer med varandra. Även att bryta ner problem i mindre delar. De skriver att Kognitiv flexibilitet eller skiftning, är när vi har en förmåga att skifta perspektiv, att kunna anpassa oss till nya förutsättningar och att växla mellan detaljer och helhet. Den förmågan är den som utvecklas sist av de centrala exekutiva förmågorna. De bygger på inhibitions- och arbetsminnesförmågorna.

Central koherens

Eriksson & Wolff(2019, s. 14), skriver om Central koherens, som är en annan kognitiv förmåga, som brukar komma på tal, när man pratar om autism. Vilket betyder centralt sammanhang. En grundläggande drivkraft hos människan är att försöka ordna tankar, upplevelser och tankar till meningsfulla helheter. Vi är olika bra på det. En del ser detaljer bra, men inte helheten. Då ser personen kanske inte "skogen för alla träd" eller kanske inte när människor står på rad och har bildat en kö eller att ansiktsmuskler ändras på en person, som bildar en viss min. En teori är att personer som ser detaljer tydligare än helhet har en särskild perceptuellkognitiv stil. Efter att man observerat detta med central koherens så visar det sig att många personer med autism är bra på visuella uppgifter, men inte lika bra på att resonera språkligt. Om personen vet vad denne ska titta efter, så kan personen se helheten. Svårigheterna med central koherens ligger mer i det sociala/ kommunikativa, språkliga, än i det perceptuella. De här personerna har inte så stort stöd av den helhet som en berättelse eller ett sammanhang utgör. De skriver vidare att man kan se på det utifrån exekutiva funktioner, som att central koherens är att ha en förmåga att planera och organisera eller flexibilitet: att växla mellan del och helhet.

Socialt samspel

Eriksson & Wolff(2019, s. 20), beskriver utgångspunkten för socialt samspel som en ömsesidig process, vilket innebär att man ger och tar på ett anpassat sätt. För personer med NPF är denna ömsesidighet ofta svår. För personer inom autismspektrat är det ett av diagnoskriterierna. Det krävs att båda samspelsparter har en viss uppfattning om vad den andra parten vet, förstår och kan, för att en ömsesidighet ska kunna växa fram. Den här förmågan kallas Theory of Mind eller mentaliseringsförmåga.

Theory of mind och gemensamt uppmärksamhetsfokus

Eriksson & Wolff(2019, s. 20), menar att mentaliseringsförmåga innebär att man kan tillskriva den andre partern inre mentala tillstånd så som avsikter, önskemål, övertygelser, kunskaper och även förmågan att låtsas.

Det betyder att man har en förståelse för att den andra personen inte upplever samma sak som mig, även om vi är i samma situation. Man behöver ha gemensamt

uppmärksamhetsfokus(joint attention), för att man ska kunna utveckla en mentaliseringsförmåga. Att ha ett gemensamt uppmärksamhetsfokus betyder att man samordnar sin uppmärksamhet tillsammans med en annan människas uppmärksamhet mot samma sak. I det första stadiet, för att utveckla detta är förmågan att känna igen och att hålla kvar ögonkontakten. I nästa stadium kan man växla mellan ögonkontakt och att titta på samma sak som den andra. Det är det första uppmärksamhetsfokuset som barn brukar uppleva efter tre månaders ålder. Därefter följer förmågan att peka på något man vill ha(imperativ pekning)"ge mig skeden" senare peka på något där man vill dela uppmärksamheten med någon(deklarativ pekning)"titta lampan". Uppmärksamhetsfokus är viktig för utvecklingen av mentaliseringsförmåga, men också för språkutvecklingen. En del personer, men inte alla inom autismspektrum har svårt med gemensamt

uppmärksamhetsfokus.

Salutogen teori och KASAM
Hanson(2015, s. 115) berättar om Aaron Antonovsky, som är en forskare inom medicinsk sociologi. Han nämner att Antonovsky ville studera hälsa, det vill säga

det friska(salutogenes), istället för ohälsa, det sjuka(patogenes). Hanson(2015, s. 116), berättar att Antonovsky ställde följande fråga till sig själv: hur kan hälsan förbättras och bevaras. Han kom fram till svaret, efter att han forskat i ämnet. Antonovsky formade en teori utifrån sitt svar, som han kallade Sense of coherence, på svenska Känsla av sammanhang (Kasam). Hanson(2015, s. 117), berättar om den framforskade teorin, att den består av tre dimensioner, vilka är: Begriplighet, det kognitiva, det intellektuella som visar på om man förstår och om man kan överskåda och tolka sitt sammanhang. Hanterbarhet, det menas med om man praktiskt har förmåga och möjlighet att klara av och påverka de olika situationer man kan hamna i. Meningsfullhet, innebär den affektiva och känslomässiga biten, vilket innebär att man kan känna värde i det man gör, ett värde i sig själv och i andra och att man har förmåga att agera och gå vidare. (Kinlund, 2021, s. 22 – 33).

Källa:
Kinlund, Mary(2021). *Thess! Mitt liv inom LSS, på gott och på ont.* Förlag: BoD – Books on Demand, Stockholm, Sverige

4 – Tips om bemötande

Nedanstående text är delvis citat ur Kinlund(2021, s. 89 - 95), om tips på bemötande och text hänvisat från olika originalkällor:

För alla människor är det viktigt hur man blir bemött. Av erfarenhet, så tror jag att de flesta med autism och -eller andra funktionshinder, är känsliga eller till och med extra känsliga för hur de blir bemötta.

Jag tänker att oavsett vem man är, så vill man bli bemött med respekt för den man är. Det borde vara en självklarhet. För att kunna bemöta den enskilde utifrån dennes behov, så behöver man ha kunskap om personen. För att bemöta personer utan funktionshinder, så räcker det oftast med att man visar respekt och är trevlig. Men för att bemöta personer med autism, så behöver man ofta mycket mer ingående kunskap om personen, för att kunna bemöta och ge rätt hjälp. Många är extra känsliga för mycket och det är viktigt att alla som ska ge den enskilde stöd och hjälp i vardagen vet om hur personen fungerar. Personalen behöver få den enskilde att känna sig respekterad, accepterad och förstådd. Då kan den enskilde lättare slappna av och ha möjlighet att vara delaktig och kommunicera tillbaka. Annars finns risk att den enskilde blir stel, kryper in i sig själv och inte vad denne ska säga eller göra. Många kan ha svårt att förklara hur de tänker, fungerar, mår och vad som är svårt i vardagen, om de inte känner eller har förtroende för personalen. Därför är det viktigt att de som ska jobba med den enskilde, tar reda på bakgrundsfakta och tar hänsyn till den. Det behöver inte vara personens hela livs historia, men några viktiga punkter behöver personalen känna till om den enskildes behov, intressen, styrkor, svagheter och känslighet.

En ung tjej, berättar: - Om jag får rätt bemötande och personalen är lugn, glad och frågar mig mycket, så kan jag öppna upp, om jag orkar för stunden. Då är jag jätte trevlig. Jag tycker om att berätta saker och tar gärna fram fotografier från olika tillfällen som jag vill visa och berätta om. Det är ett sätt för mig att kommunicera på. Jag pratar lika bra som andra och har ett bra ordförråd. Jag använder gärna fotografier och saker, som jag visar andra och pratar om.

Den unga tjejen fortsätter: -Jag bjuder gärna på något att äta och jag vill gärna ge bort saker. Jag är generös och snäll om jag får respekt. Att se en film eller tv-serie eller spela tv-spel ihop, hjälper mig att öppna upp för en konversation. Då hamnar fokus på något annat än mig själv. Det gör situationen mycket lättare, om det är en person jag inte känner så väl.

Hon berättar även: -Om det blir tokigt, som det kan bli om någon kommer och försöker ställa krav eller pratar för mycket, när jag inte orkar, så blir jag sluten och tyst. Jag kan inte hantera situationen. Jag kan inte komma mig för att göra någonting. När jag var yngre blev jag arg och utåtagerande. Jag kunde inte hindra den frustration som överföll mig, när jag inte fick förståelse. Mina föräldrar har jobbat mycket med det där, genom att anpassa för mig och prata om händelser vid rätt tillfälle. De har anpassat miljön och förhållningssätt. Det är inte så att jag kan bestämma vad som helst, men de har anpassat situationerna, så jag ska kunna få komma ut, få åka på semestrar, vara med på släktträffar, åka och handla m.m. De har förberett mig, anpassat så att vi har kunnat åka när det inte är för mycket folk. Vi har åkt på semester när det inte är högsäsong. De har fört min talan, när jag inte kunnat göra det själv och förberett läkare, tandläkare, personal kring min känslighet. När vårdkontakter och personal har lyssnat och förstått, så har tillvaron fungerat bra för mig. Men en del har inte tagit mina föräldrar eller mig på allvar. De har bemött mig, så som de själva har tyckt att det ska vara. Då fungerar ingenting för mig. En del tycker då att jag inte är samarbetsvillig. Men jag har ingen ork helt enkelt. En del förstår. En del förstår inte. Det kan vara tufft. Det är inte roligt att få höra att man inte vill samarbeta eller att man är jobbig eller lat. Inte heller att jag inte vill göra något, för att jag aldrig behövt göra det när jag bodde hemma. Många uttalar sig, även om de inte vet hur det har varit på riktigt. Jag har haft det bra hemma. De har tagit hänsyn till min dagsform hemma. Om jag har haft kraft och ork, så har jag kunnat göra och hjälpa till med en del saker. När viss personal har kommit, så har jag varit delaktig, när jag haft kraft. Men det finns de som sagt och tycker att jag ska kunna diska själv och utföra andra sysslor själv, för att jag har armar och ben. Att jag inte vill samarbeta. De förstår inte alltid, vad det innebär när man har en hög känslighet, som många med autism har och hur trött man kan bli när man inte klarar vissa ljud, ljus och sociala sammanhang. Ibland i kombination med att jag inte sovit ordentligt. Jag har haft ojämn sömn, sedan jag var barn. Jag vet fler än mig, som har de här problemen.

En man berättar: -Det finns ett modernt uttryck, som man kallar Lågaffektivt bemötande. När jag hörde det första gången, så tänkte jag att en del har ett sådant bemötande inbyggt. En del kan direkt känna av och läsa av den person de möter. De har en inbyggd radar som gör att de visar respekt. Det kan jag känna direkt. Det första intrycket brukar stämma bra. Jag kan ha fel, men för mig är första intrycket jätte viktigt. Jag känner i luften, när någon kommer in och är stressad, när någon kommer in och vill kräva något. När personen redan har en bestämt uppfattning om mig. Jag känner det. Ibland kommer en ängel in i rummet. De lyser upp rummet med ett ljus som omger dem. Det kan jag också se och känna. De omger sig av ett lugn, ett litet leende, en lätthet som gör att jag kan slappna av. Det där ordet Lågaffektivt bemötande är jätte bra. Jag är inte säker på att alla människor kan lära sig ett lågaffektivt bemötande och jag är säker på att en del har det inbyggt, även om de aldrig har hört talas om begreppet.

Tips om bemötande

Jag vill skriva ner lite information och tips på bemötande, från några experter inom området. Vissa tips handlar om bemötande av personer som har ett utmanande beteende, men samma bemötande är viktigt även i mötet med andra personer som har en extra hög känslighet.

Socialstyrelsen(2015), skriver att det är omgivningens ansvar att komma på lösningar, så att personer som kan hamna i ett utmanande beteende, ska få ett bra liv(s. 11).. De menar att det ställs stora krav på personalen som arbetar med personer som har ett utmanande beteende. Vidare att personalen behöver ha inlevelseförmåga och ett stort engagemang. De behöver vara intresserade av individen och ta vara på all kunskap de får, för att hitta ett bra sätt att kommunicera, möta och motivera personen på. Det är av stor vikt att personalen kan arbeta avslappnat och prestigelöst gentemot sina kollegor och fortlöpande prova olika arbetes och förhållningssätt, för att hitta ett fungerande individuellt stöd för personerna de arbetar med. Socialstyrelsen menar också att det är viktigt att arbetsledningen besöker och har insikt i verksamheten, för att kunna stötta personalen i sitt dagliga arbete(s. 14). De menar att det är viktigt att analysera och att kartlägga och hitta lösningar för personer med funktionshinder. Att se till vilka faktorer som påverkar individens liv. Det behöver finnas dokumenterat en konkret beskrivning av den situation, där det utmanande beteendet uppstår. Beskrivningen bör innehålla frågor som: när uppstod händelsen, var någonstans, intensiteten i beteendet, vad var det för situation, vilka människor fanns närvarande(ex. andra deltagare, boenden, personal, anhöriga). Även en beskrivning av själva händelseförloppet – Vad hände före och efter(vilka blev konsekvenserna), vad sa och hur agerade personerna som var närvarande? Vidare poängterar de att det är viktigt att prova nya metoder och hålla fast vid det som fungerar bra. Om det inte fungerar, så behöver det omprövas. Det som prövas behöver utvärderas kontinuerligt och hitta förslag på lösningar. Vad gör vi härnäst? Personalen i en verksamhet behöver hela tiden analysera och göra upp en plan för hur man kan arbeta vidare(s. 15). Vidare rekommenderar de att personalen vid behov ska ha tillgång, till Alternativ och kompletterande kommunikation(AKK) och att de behöver ha kunskap om individens kommunikationsförmåga och funktionstillstånd. De ska kunna utesluta hälsoproblem. Det är viktigt att miljön är kognitivt och individuellt anpassad, med få stressorer(s. 22). När en individ ska förberedas inför en aktivitet eller händelse, så menar socialstyrelsen att personalen bör använda tydliggörande pedagogik, som är individanpassad, för att personen ska förstå vad som ska hända. De skriver vidare att det kan minska risken så att personen inte blir osäker, frustrerad eller hamnar i utmanande beteende(s. 42). Fortsättningsvis så rekommenderar de personalen att vara observant på personens tillstånd och behov. De menar att personalen bör anpassa sitt sätt att vara efter det och bemöta personen på ett lågaffektivt sätt, för att minska och förebygga utmanande beteende(s. 46).

Hejlskov(2018), skriver att en faktor som kan hjälpa individen att behålla självkontrollen, är om hen har en person i sin närvaro som hen har tillit till(s. 52). Vidare rekommenderar han att personalen behöver hitta en struktur som hjälpmedel, för att kompensera när en person har bristande förståelse för sammanhang(s. 102).

Han menar att personalen kan hjälpa individen att bli motiverad. Personalen behöver ha lite fantasi och försöka göra en "tråkig" situation lite roligare och mer inspirerande(s. 89 & s. 109). Vidare att det inte är ovanligt att individen har svårt med övergångarna mellan olika aktiviteter och kan behöva tydliga avslut och anpassad övergång in i nästa aktivitet eller syssla(s. 106 & s. 109). Hejlskov beskriver vikten av val och kravanpassning. Han menar att det är viktigt att personalen har respekt och ställer rimliga krav, utifrån personens dagsform((s. 112-114). Han beskriver vidare cooping metoder, som betyder att individen kan hitta livshanteringsstrategier. Det är ett sätt att hantera stress och för att behålla självkontrollen. Det kan exempelvis vara att en individ vill skärma av sig från ljus och sociala kontakter genom att använda solglasögon eller använda hörlurar för att stänga ute ljud och när andra pratar(s. 117). Han berättar om belastningsfaktorer, att det är faktorer som individen är extra känslig för, som ökar stressnivån. Det kan exempelvis vara ljud, ljus och beröring(s. 125). Vidare skriver han att personalen behöver kunna se varningstecknen, om en person visar med sitt kroppsspråk om hen inte orkar eller vill vara delaktig för stunden(2018, s. 143). Hejlskov beskriver vikten av ett lågaffektivt bemötande, att det är personalen som måste anpassa sitt beteende och bemöta så att individen inte hamnar i affekt. Personalen får inte reagera med kraftfulla affekter. Det kan vara bra att undvika ögonkontakt med personen vid konfliktrisk. En ögonkontakt kan tolkas av individen att vi vill ha bråk och denne kan uppleva det som hotfullt(s. 195)(Kinlund, 2021, s. 89-95).

Källa:

Kinlund, Mary(2021). *Thess! Mitt liv inom LSS, på gott och på ont. Förlag: BoD – Books on Demand, Stockholm, Sverige*

Tydliggörande pedagogik

Nedanstående text är delvis citat ur Kinlund(2021, s. 95-99), om tydliggörande pedagogik, med hänvisning till olika originalkällor:

Jag ska skriva lite kort om tydliggörande pedagogik och nämner några teoretiska anknytningar. Tydliggörande pedagogik kan hjälpa många som har NPF eller andra funktionsnedsättningar.

Kognitiva hjälpmedel ska ge stöd för personer som har svårt med minnet, abstrakt tänkande, att organisera och planera sin dag, koncentrationen, med tid och att lokalisera sig. Personen behöver stöd i sina dagliga rutiner. Personens hjärna behöver stöd och hjälp att ta emot, lagra och hantera och bearbeta information. Personen kan ha svårt att kommunicera, interagera och utföra praktiska handlingar.

Ett kommunikationshjälpmedel behöver en person som har svårt att uttrycka sig och kommunicera. Det kan vara aktuellt för både personer som saknar tal, men även dem som har det verbala språket. Personen kan behöva stöd med att kommunicera för att kunna uttrycka sin vilja i olika sammanhang och för att förstå vad andra menar.

Ardoris(2017) berättar att tydliggörande pedagogik kan ge hjälp och stöd för individer som har nedsättning i sina exekutiva funktioner. Hon skriver att det kan avlasta individen och ge trygghet, om personen får använda visuella hjälpmedel vid vissa aktiviteter. Hon menar att personen kan bli hjälpt av att se planeringen eller en instruktion att följa, så kan det bli en hjälp för personen med tidsuppfattningen och det kan hjälpa personen att sätta fokus på aktiviteten(s. 23). Vidare berättar och beskriver hon om ett program som heter TEACCH(Treatment and Education of Autistic and related Communication handicapped Children) och utgår från tydliggörande pedagogik. TEACCH, har som syfte att tydliggöra struktur och visuella hjälpmedel. Det kan exempelvis vara scheman, bilder, rutiner, som personal kan hjälpa personen med att uppnå vissa mål(s. 24-25).

Thunberg(2019), skriver om AKK. Det är en förkortning på Alternativ och kompletterande kommunikation. Hon menar att alla som behöver, ska ha rätt till att få tillgång till AKK, som exempelvis kan vara bilder, tecken, talande hjälpmedel. Hon berättar att det har visat sig att AKK kan förebygga och även minska utmanande beteende och att det stimulerar personer till talutveckling. Hon menar att vissa personer med intellektuell funktionsnedsättning kan behöva AKK i en del situationer för att kunna uttrycka sig lättare och/ eller förstå bättre(s. 59). Vidare berättar hon om samtalsmatta som metod, där personen får hjälp av bilder som stöd att tala om vad denne tycker. Hon menar att mattan kan användas i olika

miljöer, för att personen ska få uttrycka vad denne tycker om olika situationer, aktiviteter, kamrater, personal, vad denne gillar för mat, intressen osv(s. 80)(Kinlund, 2021, s. 95-99).

Källa:
Kinlund, Mary(2021). *Thess! Mitt liv inom LSS, på gott och på ont. Förlag: BoD – Books on Demand, Stockholm, Sverige*

5 – Tips på frågor att ställa under arbetsdagen

Försök få tag på viktig information, om den person du ska arbeta med. Fråga din chef, arbetsledare om det finns information att tillgå, som den enskilde eller god man anser är viktigt att personalen tar del av.

När du som personal känner att du har fått en liten ingång till att kommunicera med den enskilde, så kan det vara bra ställa lite frågor under tiden du utför vissa dagliga sysslor, om inte tid finns att sitta och prata.

En del med Autism kan ha

lättare att svara på

1 konkreta/ slutna frågor

En del med Autism kan ha

svårare att svara på

2 abstrakta/ öppna frågor:

Självklart kan det vara individuellt och man kan prova sig fram.

Några exempel på slutna frågor 1 och öppna frågor 2:

1 Upplever du att din situation/ aktiviteten är positiv? eller negativ?

2 Kan du berätta hur du upplever din situation/ aktivitet?

1 Mår du bra idag? Eller dåligt?

2 Hur mår du idag?

1 Har du sovit bra?

2 Hur har du sovit i natt?

1 Tycker du om mat?

1 Tycker du om Pannkaka? Pasta? Pizza?

1 Vill du ha Pannkaka? Pasta? Pizza?

2 Vad tycker du om för mat?

2 Vad vill du ha för mat?

1 Har du några intressen?

1 Tycker du om musik? Idrott? Att resa?

2 Vad har du för intressen?

Frågor och sätt att lägga fram information och påbörja en relation:

Nedanstående frågor är bara några exempel på hur man kan gå tillväga, för att lära känna den enskilde, om personen har en verbal förmåga och en öppenhet för att kommunicera.

Som personal kan man introducera och presentera sig själv med namn vid första mötet. Vid ett senare möte eller när man känner att det kan vara ett bra läge så kan man fråga om den enskilde vill veta något även om mig. Ibland kan det lätta på stämningen om vi som personal bjuder lite på oss själva. Om det passar för stunden.

1 Vill du att jag berättar lite om mig?

Exempelvis:

1 Vill du veta vad jag tycker är roligt att göra?

1 Vill du veta vad jag tycker om för mat?

1 Ska jag berätta om mina intressen?

Du får gärna fråga mig om du undrar över något. Jag tycker det är roligt om vi lär känna varandra mer.

Men det viktiga är att vi försöker lära känna den vi ska jobba med och ge stöd och att vi alltid går försiktigt fram och bemöter med ödmjukhet, respekt och en tillförsikt.

Många kan slappna av om man har glimten i ögat och kan skoja lite. Men man kanske inte kan skoja med alla redan vid första träffen. Eller inte alls, beroende på vem vi möter.

Några exempel på frågor att ställa:

1 Är det ok om jag frågar dig om saker, när jag kommer till dig?

1 Har du några önskemål om vad jag ska fråga dig om, när jag kommer till dig?

2 Kan du berätta vad?

Exempelvis:

1 Har du träffat din kontaktperson? 1 Har du bakat? 1 Har du varit på gymmet? 1 Vill du vara med och laga mat idag? 1 Har du duschat idag?

1 Har du några önskemål om vad jag ska göra, när jag kommer till dig?

2 Kan du berätta vad?

Exempelvis:

1 Ska jag sätta mig på stolen och vänta till du har tid att prata?
1 Ska jag börja laga mat själv direkt när jag kommer?

1 Tycker du det är jobbigt om jag pratar mycket?

1 Kan du säga till om jag pratar för mycket?

1 Gillar du när man skojar mycket?

1 Gillar du att ha lugn och ro?

1 Tycker du om att göra många aktiviteter på en dag?

1 Kan du berätta vilken dagsform du har?

1 Kan du berätta om du är trött en dag?

1 Kan du berätta om du är pigg en dag?

1 Är det något som du tycker är viktigt att jag vet om dig?

1 Kan du själv berätta vad du tycker att jag ska veta om dig?

1 Vill du att någon annan hjälper dig att berätta?

2 Vad är viktigt att veta om dig?

1 Har du några intressen?

1 Tycker du om musik? Idrott? Att resa?

1 Har du några andra intressen?

1 Förslag....????

2 Vilka intressen har du?

1 Tycker du om att äta mat?

1 Tycker du om någon speciell mat?

1 Tycker du om fisk? Pannkaka? Korv?

1 Tycker du om någon annan mat?

1 Förslag....????

2 Vad tycker du om för mat?

1 Finns det någonting som du tycker att du är bra på?

1 Vill/ kan du berätta vad i så fall?

1 Är du bra på att cykla? Bowla? Laga mat? Spela tv-spel?

2 Vad tycker du att du är bra på?

1 Är det något du tycker är svårt att göra?

1 Vill/ kan du berätta vad det är?

1 Vill du att någon ska hjälpa dig att berätta för mig?

2 Vad tycker du är svårt att göra?

1 Är det något du tycker är jobbigt att göra, som oroar dig?

1 Vill/ kan du berätta vad det är?

1 Vill du att någon ska hjälpa dig att berätta för mig?

2 Vad tycker du är jobbigt att göra, som oroar dig?

1 Är det någonting som gör dig glad?

1 Vill/ kan du berätta vad det är?

1 Får jag gissa?

1 Förslag…. Katter? Godis? En rolig film?

2 Vad blir du glad av?

1 Är det något du blir ledsen av?

1 Vill/ kan du berätta vad det är?

1 Vill du att någon ska hjälpa dig att berätta för mig?

2 Vad kan det vara som gör att du blir ledsen?

2 Vad blir du ledsen av?

1 Är det någonting som gör dig arg?

1 Vill/ kan du berätta vad det är?

1 Vill du att någon ska hjälpa dig att berätta för mig?

2 Vad är det som kan göra att du blir arg?

1 Är det någonting som gör dig ledsen?

1 Vill/ kan du berätta vad det är?

1 Vill du att någon ska hjälpa dig att berätta för mig?

2 Vad tycker du är jobbigt att göra, som kan göra att du blir ledsen?

2 Vad blir du ledsen av?

1 Är det någonting som du är rädd för?

1 Vill/ Kan du berätta för mig vad det är?

1 Vill du att någon ska hjälpa dig att berätta för mig?

2 Vad är du rädd för?

1 Gillar du att laga mat?

1 Kan du laga mat själv?

1 Vill du vara med och lära dig att laga mat?

2 Vad tycker du om att laga mat?

1 Gillar du att diska?

1 Kan du diska själv?

1 Vill du vara med och lära dig att diska?

2 Vad tycker du om att diska?

1 Gillar du att tvätta?

1 Kan du tvätta själv?

1 Vill du vara med och lära dig att tvätta?

2 Vad tycker du om att tvätta?

1 Gillar du att städa?

1 Kan du städa själv?

1 Vill du vara med och lära dig att städa?

2 Vad tycker du om att städa?

1 Gillar du att handla?

1 Kan du handla själv?

1 Vill du vara med och lära dig att handla?

2 Vad tycker du om att handla?

1 Gillar du att ta en dusch?

1 Kan du duscha själv? Vet du hur man tvålar in och sköljer håret?

1 Vill du att jag ska lära dig och visa hur man tvättar håret?

2 Vad tycker du om att duscha?

1 Gillar du att borsta tänderna?

1 Kan du borsta tänderna själv?

1 Vill du att jag lär dig att borsta tänderna?

2 Vad tycker du om att borsta tänderna?

1 Gillar du att välja kläder/ vad du ska ha på dig själv?

1 Kan du välja kläder/ vad du ska ha på dig inomhus och utomhus?

1 Vill du lära dig hur du ska välja dina kläder själv?

2 Vad tycker du om att välja kläder själv?

Viktigt!

Frågorna ovan är bara förslag och en del frågor passar inte att ställa till alla. Alla är olika och behöver individuellt bemötande.

En del kanske inte tycker om att man frågar saker och då får man låta bli.

En del kan också behöva andra metoder för att kommunicera och visa vad de tycker. Det finna flera metoder att läsa om och använda sig av. Exempelvis AKK, alternativ kompletterande kommunikation.

6 - Vi som personal kan behöva tänka på och komma ihåg

- Det är inte den enskilde som ska anpassa sig efter oss personal, utan vi som ska anpassa oss efter den vi ska hjälpa/ ge stöd.

- Det är viktigt att vi som personal känner av hur den enskilde mår för dagen och anpassar kraven efter dagsformen.

- Vi ska inte ta åt oss personligt om någon vänder oss ryggen och avvisar oss. Det kan bero på att vi har gjort något som blev "fel" för personen eller kanske vi liknar någon som personen mött tidigare som inte bemötte på ett respektfullt sätt. Kanske vi kan jobba på att få tillit till personen. Ibland går det och ibland inte. Känn inget misslyckande över det.

- Den enskilde vi arbetar med eller möter kan inte alltid hantera sina känslor, ord och handling. Personen kan hamna i affekt, säga olämpliga saker som kan kännas kränkande eller stötande, kasta saker och kanske slåss. Det gör personen inte för att vara elak. Det är vårt arbete att försöka bemöta det på bästa sätt för att hjälpa personen att ta sig igenom, komma ur en svår känsla eller situation och i längden försöka förebygga så att personen inte ska hamna där igen. Det finns risk att vi stjälper istället för hjälper, om vi börjar tillrättavisa. Vi bemöter bäst med lugn (och eventuellt tystnad). Personalen behöver ha en rutin för hur just den personen behöver bli bemött vid en affekt.

- Den enskilde är INTE LAT om hen inte orkar vara delaktig i en daglig syssla eller i en aktivitet i en verksamhet. Många inom Autismspektrat lider av perceptionell känslighet(det kan vara för ljud, ljus, värme/ kyla, lukt) och kan även ha mycket svårt att föra talan i sociala sammanhang, vilket kan leda till trötthet. Att inte förstå och klara den sociala koden, vad man ska säga/ göra och kanske inte heller minnas vad man pratat om tidigare, kan hämma personen i sociala sammanhang. Det är inte ovanligt att en person inom Autismspektrat har dåligt minne. Intrycken kan vara svåra att smälta ner och ta mycket energi, vilket gör att många är tröttare än genomsnittet.

- Vi behöver vara observanta på att en del personer inom Autismspektrat har ett lika stort ordförråd som vi själva har eller ibland ändå större. Här kan det lätt bli missförstånd. Vi kan omedvetet tänka och tro att personen förstår lika bra som vi gör. Att personen minns lika bra som jag själv gör. Att personen har förstått det jag precis sa, eftersom personen artigt svarade ja. Att personen klarar av att utföra detsamma som jag kan. Mina förväntningar blir höga... jag förväntar mig att personen ska ha utfört det vi pratade om när vi ses nästa gång. När det inte blev så... när personen inte gjort det vi pratat om.. kanske jag blir besviken och arg. Personen själv kanske inte minns, kanske inte förstod. Kanske kan personen minnas, prata, berätta om intressen och icke kravfyllda ämnen. En del har svårt att hålla viktig information i huvudet och vet inte hur de ska hantera den. Vi behöver skapa hjälpmedel, rutiner, ha förståelse och finnas vid den enskildes sida kravlöst.

- Vi behöver bemöta den enskilde med samma respekt som vi möter andra människor med. Kanske man kan säga, så som vi själva vill bli bemötta.

- Alla är olika och därför behöver vi individanpassa för varje person. Ingen är den andre lik, så vi kan inte arbeta utifrån en viss policy eller använda samma arbetssätt och rutiner med alla personer vi arbetar med. Alla behöver individanpassning.

- Intryck av olika situationer, erfarenheter, tv och media kan påverka den enskilde. Det som en del känsliga personer hör, ser och erfar, kan påverka till rädslor och misstänksamhet. Kanske någon har sett krig och våld på tv mellan olika länder, nationaliteter och folkgrupper. De kan ha läst nyhetsartiklar där det står information som kan vara skrämmande. Det kan påverka den enskilde i det dagliga livet. Det personen varit med om, sett eller hört kan bli en verklighet och begränsa personen i umgänge med vissa människor, begränsa att våga ta sig ut från sitt hem och rädslor i vissa sammanhang, exempelvis vid sjukvårdsvistelser eller i trafiken. Här behöver vi som personal ha tålamod, förståelse, anpassning och inte döma.. Den enskilde kan behöva mycket stöd och hjälp i vissa situationer för att komma vidare i livet.

- Vi som personal ska veta att många inom Autismspektrat är mycket kunniga inom vissa områden. En del har specialintressen, som de lägger mycket tid på och fördjupar sig i. Vi har många gånger mycket att lära av personer inom målgruppen.

7 – Förslag på hur ett Kommunikationspass kan se ut

Ett kommunikationspass kan vara som ett stöd för en person med exempelvis autism, som behöver stöd i att kommunicera och medverka till att personen kan få ökad självständighet, delaktighet och självbestämmande. Personen kanske inte vet hur man berättar saker, som kan vara viktiga för personalen att veta. Då kan man antingen vara med själv och utforma sitt kommunikationspass eller att någon närstående hjälper till och gör ett. Passet kan tas fram vid behov tillsammans med den enskilde och använda det som stöd vid kommunikation eller för att delge ny personal viktigt information. Personen själv kan vara delaktig så mycket som denne önskar och kan.

Här nedan kommer ett förslag på ett kommunikationspass, men de kan självklart se väldigt olika ut och bestå av mer bilder eller bara text, om man skulle önska det.

Man kan ha mer information eller mindre, om man önskar så.

KOMMUNIKATIONSPASS

Jag heter Jessica

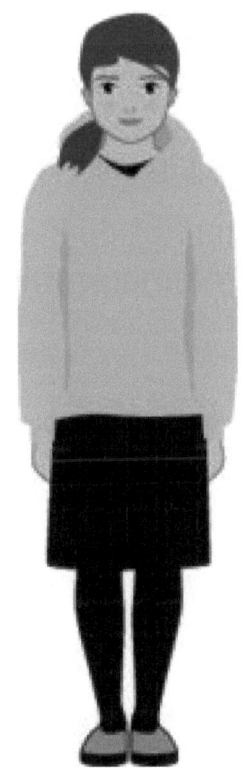

Bild: Tonåring, Flicka(Linn Greaker Design, Bildstod.se)

Läs den här boken!

Fråga mig om jag vill vara med och läsa.

Boken berättar hur du kan lära känna mig och hur jag kommunicerar.

Innehåll

Om vem jag är

Jag heter Jessica Karlsson och är snart 21 år.

Jag är född 2001 och har födelsedag den 7 augusti.

Jag bor på Olivervägen 37, i Olivenlund.

Mitt telefonnummer är:
012-345 67 89

Jag arbetar på den dagliga verksamheten OLIVTRÄDET.

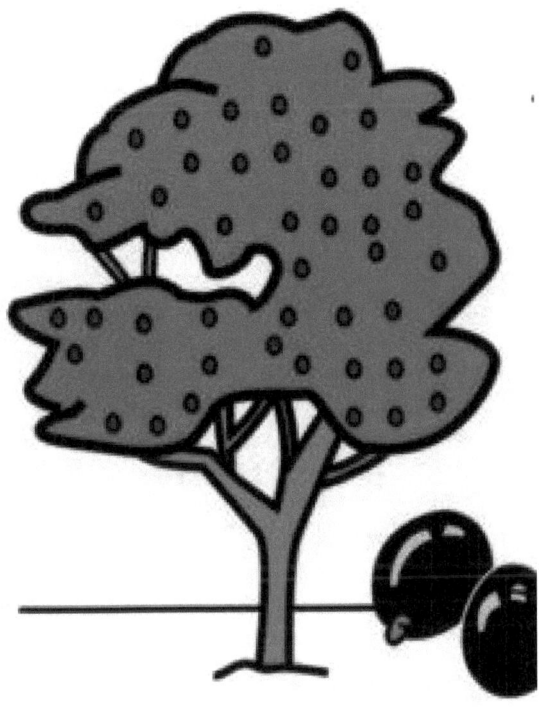

Bild: Olivträd(Arasaac symbol set, Bildstod.se)

Min familj/ viktiga personer

Pappa Janne   Mamma Karin

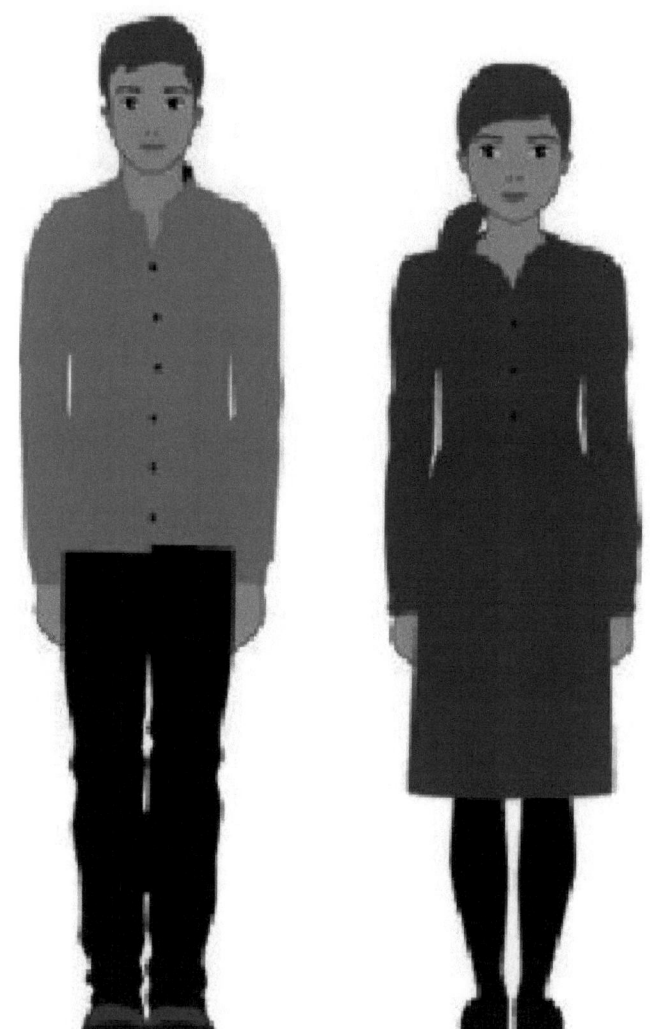

Bild: Pappa och mamma/ förälder(Linn Greaker Design, Bildstod.se)

Brorsan Mats och Syrran Petra

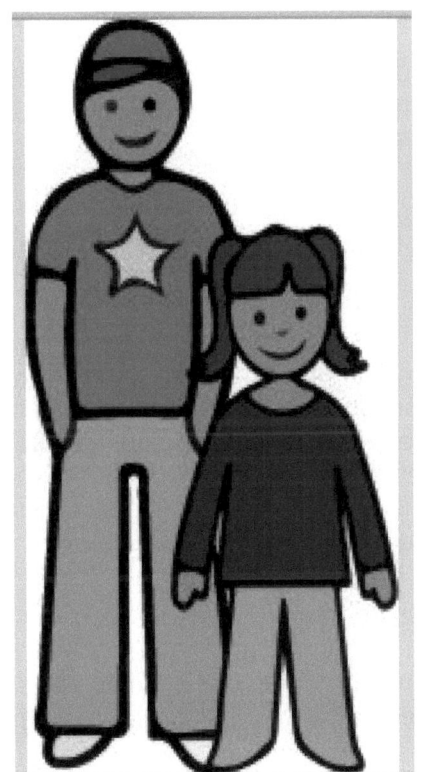

Bild: Syskon, bror, syster(Arasaac Symbol Set, Bildstod.se)

JÄTTE VIKTIGT

Jag har diabetes och behöver insulin vid behov.
Medicin och information finns i medicinskåpet.

Jag kommunicerar så här

• Jag har ett stort ordförråd och pratar gärna om jag känner dig väl. Annars pratar jag inte alls eller är mycket fåordig

• Jag har oftast ett neutralt kroppsspråk, men när du känner mig väl, så kan du läsa av hur jag mår

• Jag kan prata med personer som jag känner väl, men jag pratar helst inte i telefonen. Jag kan svara eller ringa själv, om jag känner personen väl. Detsamma gäller med att skriva och svara på sms. Jag vet inte vad jag ska säga om det ringer eller skriver okända människor.

• När det gäller Facebook och Sociala medier, så har jag svårt att förstå sociala koder. Jag har kontakta några, men vet inte vad jag ska fråga om eller skriva.

Du kan hjälpa mig att kommunicera

- Du får gärna prata med låg volym och inte för fort

- Ställ gärna en fråga åt gången

- Prata gärna med få ord och korta meningar

- Ge mig tid att tänka och vänta tills jag har svarat

- Prata gärna om mina intressen och sådant som jag tycker om. Då kan jag slappna av

- Du får gärna skoja med mig

- Genom att använda samtalsmatta. Då får jag chansen att uttrycka vad jag tycker är roligt/ bra eller tråkigt/ dåligt

- Du får hjälpa mig ibland att välja mellan olika saker och situationer

- När jag är trött så vill jag att du datorpratar eller att du ritpratar med mig. Då kan jag slappna av och tänka lättare.

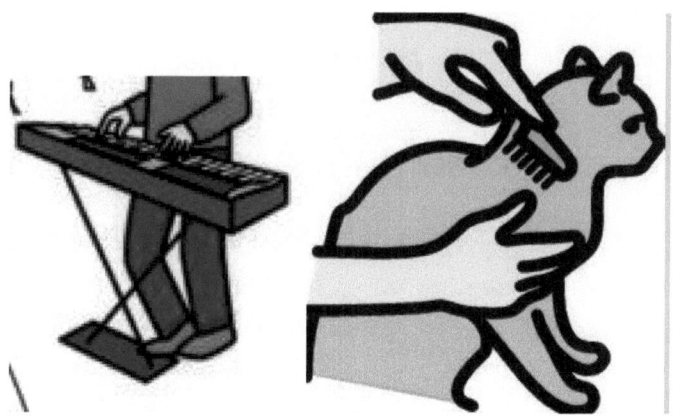

Bild: Musik, musikgrupp(Arasaac Symbol Set, Bildstod.se)

Bild: Kamma djur(Mulberry Symbol Set, bildstod.se)

- Jag tycker om att lyssna på musik
  (titta på min skivsamling)
- Jag tycker om att spela synth
- Jag tycker om att gå på nöjesfältet Gröna & Svarta Oliven
- Jag tycker om att spela Tv-spel
- Jag tycker om att träffa vänner
- Jag tycker om att träna på gymmet
- Jag tycker om min katt Dagny, som jag brukar kamma
- Jag tycker om att se komedifilmer
-

Jag tycker inte om/ kan vara rädd för

- Att gå till tandläkaren och läkaren (se i min pärm, vilka rutiner som finns kring tandläkare/ läkarbesök)

- Höga ljud och starka ljus

- Att åka kommunala färdmedel. Jag åker inte alls buss, tåg, båt eller flyg.

- Att åka bil med personer jag inte känner

- Förändringar. När jag inte vet vad som ska hända

- Jag kan hjälpa till med praktiska saker i hemmet, de dagar jag orkar. Exempelvis att duka, dammsuga och vika tvätt

- Jag borstar tänderna och duschar själv

- Jag klär på mig alla kläder själv, men du får gärna ta fram en varm jacka om det är kallt ute.

- Jag är duktig på data och Tv-spel

- Jag läser och skriver och är duktig på engelska

Viktigt att veta

- Att jag har dåligt minne och behöver bli påmind om saker

- Jag vet inte vilken dag/ månad det är och behöver hjälp med all planering

- Att du inte ställer krav på mig och alltid anpassar mina dagar, efter vad jag orkar

- Prata inte mycket, när jag är trött eller orolig över något

- Jag klarar inte stress och vill bli förberedd i lagom tid, när jag ska åka iväg någonstans
(läs mer i min pärm om förberedelser till tandläkare och övriga vårdkontakter)

- Jag är känslig om personer omkring mig är arga och högljudda. Om någon höjer rösten, smäller i dörren eller kastar saker. Jag behöver lugn och ro och ett lugnt bemötande.

Jag behöver hjälp med

- Att hålla kontakten med släkt, vänner, vårdkontakter och myndigheter
- Att kommunicera med okända människor oavsett vilken miljö jag befinner mig i, både i mitt hem och utanför hemmet
- Att planera allt, vad som ska hända,
- Att sköta inköp och betala räkningar
- Att tvätta och sortera in tvätten i skåp och lådor
- Att göra vissa val, mellan olika situationer och saker, de gånger jag inte kan det själv

När det är grillsäsong, så brukar jag åka med min familj och grilla kyckling och spela spel hos min moster Mona. Vi grillar fler gånger under sommaren och ibland på vintern.

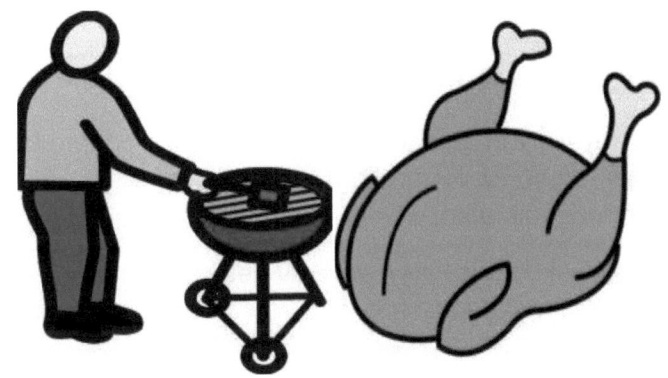

Bild: Grilla(Bildstod.se)   Bild: Grillad kyckling(bildstod.se)

TACK ATT DU TOG DIG TID

ATT LÄSA

Elektroniska källor:

Västra götalandsregionen(2020). Dart – *Alternativ och kompletterande kommunikation(AKK): Om mig.* https://www.vgregion.se/ov/dart/fardigt-material/ [2022-02-18]

Uppdaterat 2022-02-18

8 – Dokumentation – skriv avvikelser, Vad som inte fungerar och vad som fungerar för brukaren

Det här är ett av de viktigaste punkterna.

Vi som personal måste skriva vad som fungerar bra för brukaren, men lika viktigt eller ändå viktigare vad som brister. Vi måste också läsa vad våra kollegor har dokumenterat. Annars kan brukaren inte få rätt stöd och hjälp, vilket kan ge svåra konsekvenser.

Det behöver även dokumenteras, så att handläggare kan se hur verkligheten ser ut för brukaren, för att denne ska kunna få rätt insatser och rätt hjälp.

Om den enskilde inte äter, så skriv det.

Om den enskilde inte kan/ vill dusch, så skriv det.

Om den enskilde inte kan/ vill borsta tänderna, så skriv det.

Om den enskilde inte kan/ vill vara delaktig vid handling, städ och tvätt, så skriv det.

Om den enskilde inte kan/ vill gå ut, så skriv det.

Om den enskilde inte kan/ vill åka till läkarkontakter, så skriv det.

Om den enskilde inte kan/ vill åka till sin dv, så skriv det.

Om den enskilde inte vill att du ska komma igen, så skriv det.

Ta sedan upp det med kollegor och arbetsledning.

Gör en kartläggning och se VARFÖR den enskilde inte vill, orkar eller kan utföra vissa saker.

Det kan finnas bakomliggande orsaker, som är tvunget att ta reda på. Men för allt i världen, utför inga krav eller tvång. Känn inget misslyckande om den enskilde inte orkar eller vill och säger nej. Släpp prestige och jag vet bäst tänket. Det hjälper aldrig den enskilde, om vi tänker att jag vet vad som behöver göras eller om skulden hamnar på den enskilde, annan personal eller dennes närstående. Vi måste alla samarbeta kring den enskilde.

Ta reda på fakta och gör något åt saken. Ju tidigare, desto bättre. Om det går för lång tid med fel insatser, fel bemötande och krav, desto svårare att hjälpa den enskilde att komma framåt i livet, att utvecklas och få tillbaka tappade förmågor.

Var uppmärksam, **SE, LYSSNA OCH KÄNN IN,** i mötet med den enskilde.

Så blir allt bra för alla.